BEI GRIN MACHT SICH IHR WISSEN BEZAHLT

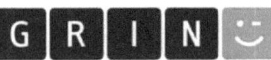

Bibliografische Information der Deutschen Nationalbibliothek:

Die Deutsche Bibliothek verzeichnet diese Publikation in der Deutschen National-
bibliografie; detaillierte bibliografische Daten sind im Internet über http://dnb.d-
nb.de/ abrufbar.

Impressum:

Copyright © 2018 GRIN Verlag
Druck und Bindung: Books on Demand GmbH, Norderstedt Germany
ISBN: 9783346121035

Dieses Buch bei GRIN:

https://www.grin.com/document/517947

Christina Decken

Wer darf was in der Notfallmedizin? Recht und Vorbehaltsaufgaben der berufsgrupplichen Heilkundler im Vergleich

GRIN Verlag

GRIN - Your knowledge has value

Der GRIN Verlag publiziert seit 1998 wissenschaftliche Arbeiten von Studenten, Hochschullehrern und anderen Akademikern als eBook und gedrucktes Buch. Die Verlagswebsite www.grin.com ist die ideale Plattform zur Veröffentlichung von Hausarbeiten, Abschlussarbeiten, wissenschaftlichen Aufsätzen, Dissertationen und Fachbüchern.

Besuchen Sie uns im Internet:

http://www.grin.com/

http://www.facebook.com/grincom

http://www.twitter.com/grin_com

Projektstudienarbeit

Rechte und Vorbehaltsaufgaben der Berufsgruppen Gesundheits- und Krankenpflege, Notfallsanitäter, Arzt und Heilpraktiker im Vergleich

Christina Decken

Inhaltsverzeichnis

Seite

Tabellenverzeichnis

Abkürzungen

„ÄApprO"	„Approbationsordnung für Ärzte"
„ABNP"	„Aktionsbündnis Notfallpflege"
„äLRD"	„ärztlicher Leiter Rettungsdienst"
„ANP"	„Advanced Nursing Practice"
„APN"	„Advanced Practice Nursing"
„APN's"	„Advanced Practice Nurse"
„BÄO"	„Bundesärzteordnung"
"CNS"	"Clincial Nurse Specialist"
„CCNR"	„Critical Care Nursing"
„DGF"	„Deutsche Gesellschaft für Fachkrankenpflege und Funktionsdienste e.V."
„DGINA"	„Deutsche Gesellschaft interdisziplinäre Notfall- und Akutmedizin e.V."
„DKG"	„Deutsche Krankenhausgesellschaft"
„EQR"	„Europäischer Qualifikationsrahmen"
„G-BA"	„Gemeinsamer Bundesausschuss"
„HeilprG"	„Heilpraktikergesetz"
„KrPflAPrV"	„Krankenpflege Ausbildungs- und Prüfungsverordnung"
„KrPflG"	„Krankenpflegegesetz"
„NotSan"	„Notfallsanitäter"
„NotSan-APrV"	„Ausbildungs- und Prüfungsverordnung für Notfallsanitäter"
„NotSanG"	„Notfallsanitätergesetz"
„NP"	„Nurse Practitioner"
„PflAPrV „	„Ausbildungs- und Prüfungsverordnung für die Pflegeberufe"
„PflBG"	„Pflegeberufegesetz"
„SGB"	„Sozialgesetzbuch"
„StGB"	„Strafgesetzbuch"

1   Einführung

Seit vielen Jahren gibt es in Deutschland im Gesundheitsbereich zahlreiche verschiedene Professionen und Berufe mit unterschiedlichen Aufgaben, Fachbereichen und Kompetenzen. Der Gesetzgeber hat versucht, und versucht noch immer, diese einzelnen Bereiche voneinander zu unterscheiden und für diese Rechte und Pflichten, Aufgaben- und Kompetenzbereiche zu definieren. Dabei kommt es zwischen den einzelnen Bereichen zu Überschneidungen und auch Unklarheiten, gerade dort, wo mehrere Berufe unterschiedlicher Qualifikationen zusammenarbeiten.

In dieser Arbeit soll der Bereiche der Notfallmedizin, also die Notaufnahme und der Rettungsdienst, besonders betrachtet und auf seine rechtlichen Strukturen hin aufgeschlüsselt werden. In diesem Zusammenhang soll ebenfalls erörtert werden, welche rechtlichen Rahmenbedingungen vorhanden sind, um eine Delegation oder gar die Substitution ärztlicher Maßnahmen auf nicht-ärztliches Personal zu übertragen, beziehungsweise welche Bedingungen noch dafür geschaffen und erprobt werden müssen.

Wie Dreier et al in ihrem Journal von 2012 beschreiben, besteht in Deutschland ein zunehmender Versorgungsbedarf an medizinischen und pflegerischen Leistungen, der jedoch mit dem aktuellen Stand der Versorgungsstrukturen nicht gedeckt werden kann. Eine Möglichkeit der Verbesserung, sowohl in qualitativer als auch quantitativer Hinsicht, wäre es, der Pflege erweiterte Kompetenzen einzuräumen und sie so mehr in den gesamten Versorgungsprozess zu integrieren. Weiter beschreiben Dreier et al, dass es laut Blum und Löffert im ambulanten Versorgungsbereich rund 3.600 nicht besetzte ärztliche Stellen existieren und in den Kliniken sogar 6.000 Stellen offen bleiben werden.

In anderen Ländern, wie im angelsächsischen und im angloamerikanischen Raum, Skandinavien und den Niederlanden, werden Aufgaben aus diesen Bereichen wegen des gleichen Mangels an Ärzten schon seit Längerem von spezialisierten Pflegekräften übernommen beziehungsweise unterstützt. Ein solches System wäre für Deutschland durchaus denkbar und ist auch schon in Teilen in der Planungs- und Erprobungsphase. Doch bis sich Konzepte wie Advanced Nursing Practice oder Nurse Practitioner bei uns etablieren und durchsetzen werden ist es noch ein langer Weg.

Diese Arbeit soll einen Schritt dazu beitragen und die aktuell vorhandenen Möglichkeiten der verschiedenen Berufsgruppen erläutern, vergleichen und die nötigen Änderungen beleuchten und erörtern.

1.1 Begriffserklärung

Hinleitend dazu, sollen einige Begriffe genauer betrachtet und erläutert werden.

1.1.1 Ärztliche Tätigkeit

„Ausübung der Heilkunde im Sinne dieses Gesetzes ist jede berufs- oder gewerbsmäßig vorgenommene Tätigkeit zur Feststellung, Heilung oder Linderung von Krankheit, Leiden oder Körperschäden bei Menschen, auch wenn sie im Dienste von anderen ausgeübt wird." (§1 Abs. 2 Heilpraktikergesetz)

Das Tätigkeitsfeld des Arztes wird noch immer über diese Definition beschrieben und stammt aus dem Jahre 1939. Danach gibt es auch keine Tätigkeit in der Medizin, die nicht als ärztliche Aufgabe zu werten wäre. Diese weitgefasste Umschreibung der ärztlichen Aufgaben bietet ein so breites Spektrum, dass die Delegation von Maßnahmen unausweichlich ist. (vgl. Großkopf/ Klein,2012, S.219)

Gesondert hiervon zu betrachten sind Vorbehaltsaufgaben, die per Definition nur von einem Arzt durchgeführt werden dürfen und somit nicht delegierbar sind. Hierzu zählen Transfusion, Arzneimittelverordnung, Aufklärung und Diagnosestellung, welche über Gesetze wie das Transfusions- und Transplantationsgesetz, das Arzneimittelgesetz und die Strahlenschutzverordnung geregelt sind.

1.1.2 Pflegerische Tätigkeit

Der Gesetzgeber hat im Berufsgesetz lediglich die Berufsbezeichnung Gesundheits- und Krankenpfleger/in nach Artikel 74 Absatz 1 Nr. 19 Grundgesetz geschützt. Es war und ist zu Teilen immer noch nicht definiert, was pflegerische Tätigkeiten sind, da es bis zur Einführung des neuen Pflegeberufsgesetzes keine Vorbehaltsaufgaben gab. Es wird zwischen Grund- und Behandlungspflege unterschieden, wobei der Übergang zwischen ärztlich delegierten Maßnahmen und Behandlungspflege fließend ist. (vgl Großkopf/Klein, 2012, S.221f)

Erst das neue Pflegeberufsgesetz legt Vorbehaltsaufgaben für staatlich examinierte Pflegekräfte fest.

„Die pflegerischen Aufgaben im Sinne des Absatzes 1 umfassen

1. die Erhebung und Feststellung des individuellen Pflegebedarfsnach § 5 Absatz 3 Nummer 1 Buchstabe a,

2. die Organisation, Gestaltung und Steuerung des Pflegeprozesses nach § 5 Absatz 3 Nummer 1 Buchstabe b sowie

3. die Analyse, Evaluation, Sicherung und Entwicklung der Qualität der Pflege nach § 5 Absatz 3 Nummer 1 Buchstabe d."

(§4 Abs.2 Gesetz über die Pflegeberufe)

Tätigkeiten wie Grund- und Behandlungspflege sind damit weiterhin delegierbar und nicht fest definiert. Maßnahmen der Behandlungspflege, die ärztlich angeordnet wurden und somit an eine Fachpflegeperson delegiert wurden, können nicht weiter delegiert werden, da so die Anordnungsverantwortung nicht mehr gegeben wäre. (vgl. Großkopf/Klein, 2012, S. 214)

1.1.3   Notfall, medizinisch

In der Medizin wird ein Notfall als Situation beschrieben, bei der ohne sofortiges Eingreifen es zu schweren bleibenden Schäden kommen kann oder die zum Tod führen kann. Hierbei kommt es zu massiven Einschränkungen der Lebensfunktionen wie Atmung, Bewusstsein und Herz-Kreislauf-Aktivität.

In der Sozialgesetzgebung gilt jede Situation der akuten Bedrohung für die Gesundheit als Notfall. Kann der Patient nicht innerhalb des zeitlich notwendigen Rahmens behandelt werden um Schäden von ihm abzuwenden oder zu lindern, darf er von einem Nicht-Arzt behandelt werden.

(vgl. Nicolay, Antwerpes, 2007)

2   Delegation und Substitution

2.1   Delegation

Im medizinisch-juristischen Sinne gibt es keine Definition von Delegation.

Delegation bedeutet in der Medizin die Übertragung einer heilkundlichen Tätigkeit auf nicht-ärztliches Personal, in diesem Fall eine Pflegekraft oder einen Notfallsanitäter. Nicht jede Maßnahme kann delegiert werden und es sind dabei Richtlinien und Gesetze einzuhalten. Bei einer Delegation muss es immer zu einer Anordnung durch den Arzt kommen, in dessen Verantwortung letzten Endes diese Maßnahme bleibt. Es kann nur die Durchführung und die damit verbundene Verantwortung übertragen werden. Die Delegation ist von der reinen Assistenz zu unterscheiden. (vgl. wissenschaftliche Dienste Deutscher Bundestag, 2016, S.12f)

Als Erweiterung der Einzelfalldelegation kann auch eine generelle Delegation stattfinden. Hierbei wird eine Maßnahme von einem Arzt für bestimmte Fallkonstellationen oder Situationen an eine fachkundige Kraft übertragen und muss nicht jedes Mal neu angeordnet und überprüft werden. Die rechtlichen Grundlagen bleiben in beiden Fällen die gleichen und der Arzt bleibt Leistungserbringer im Sinne des Behandlungsvertrages.

2.2   Substitution

Der Begriff der Substitution im medizinischen Handlungsbereich ist ebenfalls nicht juristisch geregelt.

Bei der Substitution soll die selbständige und vor allem eigenverantwortliche Ausübung von Heilkunde an Nicht-Ärzte übertragen werden. Der G-BA legte im Rahmen des Modellvorhabens einen Katalog ärztlicher Leistungen fest, die „auf Berufsangehörige der Kranken- und Altenpflege zur selbständigen Ausübung von Heilkunde übertragen werden können", sofern sie entsprechend qualifiziert sind. (vgl. Beneker, 2013)

Substitution unterscheidet sich zur Delegation dadurch, dass nicht nur die Durchführungsverantwortung, sondern auch die Anordnungsverantwortung beim nichtärztlichen Personal liegt. Eine Maßnahme wird folglich nicht mehr nach ärztlicher Anordnung, sondern den Arzt ersetzend (substituierend) durchgeführt und somit auch vollumfänglich verantwortet. (vgl. wissenschaftliche Dienste Deutscher Bundestag, 2016, S.14)

2.3   Juristische Lage

Juristisch betrachtet ist zwischen verschiedenen Verantwortungsbereichen zu unterscheiden. Ist eine Maßnahme über eine Delegation angeordnet, so liegt die Anordnungs- bzw. Führungsverantwortung für den Arzt und die Durchführungsverantwortung und das Remonstrationsrecht bei der ausführende Fachperson, egal ob pflegerischer oder rettungsdienstlicher Mitarbeiter. Der Arzt hat sich zu vergewissern, dass die beauftragte Person die Maßnahme sach- und fachgerecht beherrscht sowie dass die Maßnahme überhaupt delegierbar ist. Die ausführende Fachkraft muss ihre Fähigkeiten und Fertigkeiten korrekt einschätzen können und ggf. die Übernahme der Maßnahme dem Arzt gegenüber ablehnen. Die Gesamtverantwortung bleibt beim Arzt. (vgl. Großkopf, Klein, 2012, S. 214f)

Bei der Substitution wird auch die Anordnungsverantwortung mit an den Durchführenden übergeben, so dass die Maßnahme eigenständig und eigenverantwortlich durchgeführt wird. Hierfür gibt es jedoch noch keinen festen gesetzlichen Rahmen, da dies bisher nur im Rahmen von Modellvorhaben möglich ist.

Grundsätzlich dürfen ärztliche Tätigkeiten laut § 63 Absatz 3c SGB V auch nach einer Prüfung durch die zuständigen Behörden von einem Arzt an einer entsprechenden (Hoch)Schule unterrichtet und geprüft werden, so dass die Pflegefachkraft nach erfolgreich abgeschlossener Ausbildung diese Maßnahme eigenverantwortlich durchführen darf.

Insbesondere im Hinblick auf die Akademisierung der Pflege und damit auch die Erweiterung der Fachweiterbildungen auf dem akademischen Sektor, stellt dies eine Möglichkeit zur Fach- und Kompetenzentwicklung für fachweitergebildete Kräfte dar. Gerade im Bereich der Notfallpflege, aber auch Anästhesie- und Intensivmedizin könnte damit der rechtlichen Grauzone

„generelle Delegation" entgegengewirkt werden. Hierbei kann im Falle einer Klage immer wieder fallabhängig zu juristisch unterschiedlichen Ergebnissen kommen, da nicht nur die Qualität der Durchführung geprüft werden muss, sondern auf Grund der Überwachungspflicht des Anordnenden auch die Qualifikation der Fachkraft und die Richtigkeit der Anordnung. Auch für den Rettungsdienst wären solche Aus- und Weiterbildungskonzepte denkbar.

Ein weiterer Ansatz um Substitution umzusetzen ist das HeilPrG, das grundsätzlich eine Ausübung heilkundlicher Tätigkeiten zulässt ohne als Arzt bestallt zu sein.

2.4   Häufig delegierte Maßnahmen

In vielen Kliniken sind auf Grund der Arbeitsabläufe und des Personalmangels generelle Delegationen schon Alltag. Über entsprechende Verfahrensanweisungen sind diese für die Mitarbeiter juristisch geregelt und abgesichert. Über eine geregelte Ausbildung, wie das Modellvorhaben nach §63.3c SGB V es vorsieht, könnten diese Aufgaben als Substitution mit den Kassen abgerechnet werden. (vgl. Koeppe, 2012)

Gerade im Bereich der Notaufnahme finden viele Maßnahmen statt, die einfach zu delegieren sind oder durch tägliche Routine von der Pflege sicher beherrscht werden, die dies tagtäglich durchführen. Hier sind zu nennen: Blutentnahme, Anlage von Venenverweilkanülen, Anlage von Gipsverbänden oder Gipsschienen, Infusionstherapie, Schmerzmittelgabe nach Standards, Anlage von Magensonden oder transurethralen Blasenkathetern, sekundäre Wundversorgung oder Versorgung mit Hilfsmitteln.

Im Rettungsdienst gibt es je nach Landkreis und äLRD Maßnahmenkataloge, die nach Überprüfung durch den zuständigen Arzt umgesetzt werden. Es wäre denkbar, genau diese Maßnahmen von generellen Delegationen in Substitutionen umzuwandeln.

3   Gesundheits- und Krankenpflege

Über das Krankenpflegegesetz und die dazugehörige Ausbildungs- und Prüfungsverordnung ist definiert, was ein Gesundheits- und Krankenpfleger bzw. Gesundheits- und Kinderkrankenpfleger in der Ausbildung zu lernen hat, was seine Rechte und Pflichten sind und in welchen Bereichen er eingesetzt werden kann.

Die Ausbildung dauert in Vollzeitform 3 Jahre, in Teilzeitform maximal 5 Jahre. Die Ausbildungsziele werden in Abschnitt 2 §3 des KrPfG geregelt, bzw. im Abschnitt 2 §5 des neuen Pflegeberufegesetzes.

Im Bereich der Notfallversorgung heißt es, dass ein Gesundheits- und Krankenpfleger alle notwendigen Maßnahmen einleiten muss und durchführen darf, um das Leben des Patienten zu retten oder schwerwiegende Schäden abzuwenden. Dies darf die Pflegekraft jedoch nur so lange, bis ein Arzt anwesend ist. In einer Klinik ist dies quasi immer der Fall, weshalb es keinen rechtfertigenden Notstand im Sinne des §34 StGB gibt. So beschreiben Großkopf und Klein, dass die Gefahr darin besteht, dass ein *„über die allemeinen Lebensrisiken hinausgehender Schadenseintritt auf Grund konkreter Umstände"* (Zitat: Großkopf/Klein, 2012, S. 64) wahrscheinlich ist und sofort Abhilfe geschaffen werden muss, da sonst diese Gefahr jederzeit in Schaden umschlagen kann.

Im Rahmen von Delegation können ärztliche Tätigkeiten an Pflegepersonal übertragen werden, wobei die rechtlichen Bestimmungen zu beachten und einzuhalten sind. In vielen Kliniken gibt es auch generelle Delegationen um Abläufe zu vereinfachen und Personal zu sparen. Bei beiden Formen der Delegation liegt die Gesamtverantwortung weiterhin beim Arzt und nicht bei der Pflegekraft.

Das Modellvorhaben nach §63.3c SGB V sieht vor, dass auch Nicht-Ärzte heilkundliche Tätigkeiten eigenverantwortlich umsetzen können sollen. So sieht das neue Pflegeberufsgesetz vor, dass folgende Krankheitsbilder betreut oder Maßnahmen von der Pflege durchgeführt werden, jeweils nach Diagnosestellung durch den Arzt:

- Diabetes Mellitus Typ1 und Typ 2
- Wundmanagement bei chronischen Wunden
- (V.a.) Demenz (nicht palliativ)
- (V.a.) Hypertonus (ohne Schwangerschaft)
- Infusionstherapie/Injektionen
- Stomatherapie
- Tracheostomatherapie
- Anlage und Versorgung Magensonde
- Legen und Überwachen eines transurethralen Blasenkatheters
- Versorgung und Wechsel eines suprapubischen Blasenkatheters
- Ernährung/Ausscheidung
- Schmerztherapie/-management
- Patientenmanagement, Case Management, Überleitungsmanagement
- Psychosoziale Versorgung

In Bezug auf die Notfallversorgung sieht das Krankenpflegegesetz nur einen Erste-Hilfe-Kurs von 16 Stunden vor. Zwar sollen weitere Notfallmaßnahmen in der Theorie mit ihren Krankheitsbildern unterrichtet und erlernt werden, jedoch reicht dies nicht aus, um eine adäquate Notvollversorgung zu erlernen und umsetzen zu können.

Eine Fachweiterbildung Notfallpflege ist seit 01.01.2017 durch die DKG zertifiziert und empfohlen. Die inhaltlich identische, aber in Blöcken und nicht in Modulen aufgebaute Fachweiterbildung der DGINA wird von der DKG nicht anerkannt. Die Fachweiterbildung kann nach 7 Jahren Berufserfahrung in einer Notaufnahme als direkte Ergänzungsprüfung erfolgen. Mit 5 Jahren Berufserfahrung in einer Notaufnahme kann die verkürzte Weiterbildung von einem halben Jahr stattfinden. In allen anderen Fällen muss die 2-jährige Fachweiterbildung ablegt werden. Eine Arbeit im Rettungsdienst wird laut der DKG auf Grund der nicht vorhandenen Vergleichbarkeit abgelehnt. (telefonische Auskunft der DKG)

4   Notfallsanitäter

Die Ausbildung des Notfallsanitäters wird über das Notfallsanitätergesetz und dessen Ausbildungs- und Prüfungsverordnung geregelt. Das neue Gesetz von 2013 erhöht die Ausbildungszeit von mindestens 2 auf 3 Jahre in Vollzeitausbildung, beziehungsweise 5 Jahre in Teilzeit; Inhalte wurden vertieft und ausgeweitet. Die Zugangsvoraussetzungen zu diesem Beruf sind die gleichen wie in der Pflege.

Durchgeführt wird die Ausbildung an staatlich anerkannten Schulen und Lehrrettungswachen sowie Kliniken. Die Ausbildungsinhalte werden von den Ländern bestimmt und von den Schulen umgesetzt. Die Berufszulassung erfolgt über das Gesundheitsamt.

Auch zur beruflichen Weiterentwicklung im akademischen Bereich ist ein Studium im Rahmen des Modellvorhabens vorgesehen. Dies richtet sich laut § 7 Absatz 4 nach den „*Grundlagen von Richtlinien über die wissenschaftliche Begleitung und Auswertung von Modellvorhaben nach § 4 Absatz 6 Satz 3 des Ergotherapeutengesetzes, § 6 Absatz 4 Satz 3 des Hebammengesetzes, § 4 Absatz 6 Satz 3 des Logopädengesetzes und § 9 Absatz 3 Satz 3 des Masseur- und Physiotherapeutengesetzes*".

Ein Notfallsanitäter soll „*entsprechend dem allgemeinen anerkannten Stand rettungsdienstlicher, medizinischer, und weiterer bezugswissenschaftlicher Erkenntnisse fachlicher, personale, soziale und methodische Kompetenzen zur eigenverantwortlichen Durchführung und teamorientierten Mitwirkung insbesondere beider notfallmedizinischen Versorgung und dem Transport von Patientinnen und Patienten*" (Zitat: NotSanG § 4 Absatz 1) befähigt werden.

Dabei soll der Notfallsanitäter in der Lage sein selbstständig und eigenverantwortlich, Zustand und Situation des Patienten einzuschätzen, vitale Bedrohung erkennen zu können, lebensrettende Maßnahme bis zum Eintreffen oder dem Beginn weiterer ärztlicher Versorgung einzuleiten und die Transportfähigkeit herzustellen und zu sichern.

Dabei dürfen keine Diagnosen gestellt werden, sondern es soll eine symptomatische Behandlung erfolgen. Des Weiteren befähigt die Ausbildung zur Assistenz und Mitwirkung bei ärztlichen Maßnahmen im Rahmen der Notfallversorgung (vgl. NotSanG § 4 Absatz 2).

Im Vergleich zum Rettungsassistentengesetz wurde zwar das Ausbildungsziel und damit die Einsatzmöglichkeiten und der Tätigkeitsrahmen wesentlich deutlicher benannt, trotzdem ist jede ärztliche Tätigkeit, die ein Notfallsanitäter ausführt noch immer eine Delegation durch den Notarzt beziehungsweise den ärztlichen Leiter Rettungsdienst (äLRD). Der ärztliche Leiter Rettungsdienst legt per Standard Operating Procedure (SOP) den Rahmen der Maßnahmen fest, die er als generelle Delegation an seine Mitarbeiter überträgt. Hierbei bleibt die rechtliche Verantwortung beim äLRD. Somit ist das neue Notfallsanitätergesetz zwar wesentlich deutlicher formuliert als das alte Rettungsassistentengesetz, jedoch wurde so aus einer rechtlich dunkelgrauen Zone eine eher hellgraue Zone gemacht. Der Gesetzgeber sieht weiterhin kein Konzept für Substitutionen des Notarztes vor. (vgl. Wissenschaftliche Dienste Deutscher Bundestag, 2016, S.3ff)

Zwar bietet dies die Möglichkeit, dass der ärztliche Leiter Rettungsdienst sehr genau selbst bestimmen kann was in seinem Kreis an Maßnahmen freigegeben ist, jedoch ist dies dann lokal sehr beschränkt und nicht bundesweit gleich.

Ein weiteres Problem der delegierten Maßnahmen ist, dass die Ausbildungsinhalte abhängig vom Landesrecht sind, konkret von den Schulen oder Landkreisen bestimmt werden. So kann ein Notfallsanitäter aus dem Schwarzwald andere Maßnahmen lernen und umsetzen als ein NotSan aus dem Ruhrgebiet. Dies führt dazu, dass manche Bundesländer sich trotz des Berufsgesetzes weigern die Ausbildung aus einem anderen Bundesland anzuerkennen.

5   Heilpraktiker

Das Heilpraktikergesetz aus dem Jahre 1939 ist ein Überbleibsel aus dem Dritten-Reich. Formulierungen, die noch heute in diesem dreiseitigen Gesetz stehen, klingen veraltet und überholt. So ist vom „Reichsminister des Inneren" die Rede und auch Preußen wird noch als zuständiger Staat aufgezählt. Allerdings bezieht sich unter anderem die Reglementierung der Ärzteverordnung mit auf dieses Gesetz, was eine Abschaffung ohne Weiteres nicht möglich macht.

Das Gesetz sieht kaum Reglementierungen für den Beruf des Heilpraktikers vor und gibt auch keine Auskunft über die Ausbildungsart, -dauer oder den -umfang. Die Zugangsvoraussetzungen werden so beschrieben, dass ein Heilpraktiker heilkundliche Tätigkeiten ausüben darf, sofern ihm dies von der zuständigen Behörde (Gesundheitsamt) erlaubt wurde. Diese Behörde hat sich davon zu überzeugen, dass der Antragsteller durch die Ausübung der Heilkunde keine „Gefahr für die Gesundheit der Bevölkerung oder für die ihn aufsuchenden Patientinnen und Patienten bedeuten würde." (vgl. HeilprGDV 1 §2 Absatz1 i)) So ist die Prüfung darauf ausgerichtet eine Gefahrenabwehr für Patienten zu sein.

Effektiv wird das Handlungsfeld des Heilpraktikers nur durch andere Gesetze eingeschränkt, indem Vorbehaltsaufgaben definiert werden. Hierunter fallen zum Beispiel das Arzneimittelgesetz, die Röntgenverordnung und das Transfusionsgesetz. (vgl. Mürbe/Stadler, 2010, S.64f)

Ein Heilpraktiker hat keine Notkompetenzen. Er darf nur in seiner Praxis im Rahmen seiner regelrechten beruflichen Befähigung handeln und ist wie jeder Bürger über das StGB zur Hilfeleistung verpflichtet. Er darf keine Maßnahme anordnen und delegieren, die er selbst nicht beherrscht oder ausführen darf, also zum Beispiel keine Medikamente anordnen oder notfallmedizinische Maßnahmen anleiten wie die Intubation. Da die Heilpraktikerausbildung keine Notfallmedizin vorsieht und der Heilpraktiker auch nur innerhalb seiner Praxis ärztlichen Tätigkeiten nachkommen darf (keine umherziehende Tätigkeit), muss er wie jeder normale Ersthelfer reagieren und Erste Hilfe leisten. Einzige Ausnahme bilden die Medikamente Epinephrin und Dexamethason zur Bekämpfung des anaphylaktischen Schocks in der Arztpraxis. Nur dort darf der Heilpraktiker diese Medikamente lagern und im entsprechenden Notfall einsetzen.

6   Ärzte

Der Beruf des Arztes ist ein freier Beruf, der eigenverantwortlich und selbstständig ausgeübt wird. Um Arzt zu werden muss ein mindestens 6-jähriges Studium an einer Universität mit allen Prüfungen (3 Staatsexamen) bestanden werden. Die Ausbildung ist in theoretische, praktische und fachpraktische Bereiche gegliedert. Die Bundesärzteordnung legt fest, was ein Arzt alles zu lernen und zu können hat. Die Approbationsordnung für Ärzte bestimmt den Ausbildungsumfang, die Prüfungsformalitäten und die Zulassungsvoraussetzungen.

Zusätzlich zu seinen 5500 Stunden Studium muss ein angehender Arzt einen Krankenpflegedienst von 3 Monaten und eine Famulatur von 4 Monaten ableisten sowie einen Erste-Hilfe-Kurs besuchen.

Ein Arzt darf nach abgeschlossenem Studium sämtliche heilkundlichen Tätigkeiten eigenverantwortlich ausführen. Abseits der Fachweiterbildungen gibt es keine Spezifizierung und damit keine Einschränkungen der Tätigkeit in diesem Beruf.

Im Rahmen der Notfallmedizin muss jeder Student einen Studienblock über dieses fächer-übergreifende Thema besuchen, jedoch ist auch hier die genaue Ausgestaltung des Umfangs und der Inhalte den Universitäten überlassen und damit nicht bundeseinheitlich. Einen Facharzt für Notfallmedizin gibt es noch nicht, auch wenn er schon länger zur Debatte steht.

Die Zusatzqualifikation „Notfallmedizin" umfasst 80 Unterrichtseinheiten (UE) à 45 Minuten, die sich in theoretischen und praktischen Unterricht sowie Fallbeispiele und deren Besprechung aufgliedern. Sie können als Blockfortbildung oder in 8 Blöcken à 10 UE abgeleistet werden. Diese Fortbildung befähigt einen Arzt dazu, nach Ableistung seiner Pflichteinsätze und einer Prüfung durch den zuständigen äLRD, als Notarzt im Rettungsdienst eingesetzt zu werden.

Tabelle 1 - Vergleichende Übersicht über die verschiedenen Berufsgruppen

Berufsgruppe	Arzt	Gesundheits- und Krankenpflege	Notfallsanitäter	Heilpraktiker
Berufsgesetz	Bundsärzteverordnung (1961)	Pflegeberufsgesetz (2017)	Notfallsanitätergesetz (2013)	Heilpraktikergesetz (1939)
Ausbildungszeit	6 Jahre	3 Jahre	3 Jahre	Schulabhängig; keine vorgeschrieben
Ausbildungsform	Studium	Ausbildung oder Studium	Ausbildung	nicht zwingend notwendig; meist Ausbildung
Prüfungsform	3 Staatsexamen; schriftlich, mündlich, praktisch	1 Staatsexamen; schriftlich, mündlich, praktisch	1 Staatsexamen; schriftlich, mündlich, praktisch	schriftlich, mündlich-praktisch
Rechte	heilkundliche Tätigkeiten eigenverantwortlich	pflegerische Tätigkeiten eigenverantwortlich, Delegation ärztlicher Maßnahmen möglich	Notfallmedizinische Erstversorgung selbstständig, Delegation ärztlicher Maßnahmen möglich	heilkundliche Tätigkeiten eigenverantwortlich mit Einschränkungen durch andere Gesetze
Vorbehaltsaufgaben?	Ja	Ja	Nein	Nein
Handlungsfreiraum bei Notfällen	keine Einschränkungen des Handlungsrahmens	Lebensrettende oder Schaden abwendende Maßnahmen bis zum Eintreffen des Arztes	Lebensrettende oder Schaden abwendende Maßnahmen bis zum schnellst möglichen Erreichen eines Arztes	alles, was nicht durch andere Gesetze beschränkt ist; hat nicht die Ausbildung dazu und kann rechtfertigenden Notstand nicht geltend machen (§34 StGB)

7   Fachqualifikationen

Prinzipiell hat eine Fachweiterbildung in der Pflege (noch) keine Auswirkung auf die Rechte und eigenständigen Kompetenzen der Pflegekraft. Sie befähigt die Pflegekraft dazu, erweiterte und vertiefte Maßnahmen im Rahmen ihres Einsatzgebietes durchzuführen und mehr delegierte ärztliche Anordnungen umsetzen zu können. Dies fördert die Arbeits- und Patientensicherheit, verpflichtet den Arbeitgeber nach Tarifvertrag zu einem höheren Gehalt und sorgt für eine verbesserte Versorgungsqualität.

Bisherige in Deutschland erwerbbare zertifizierte Fachweiterbildungen gibt es in den Bereichen:

- Anästhesie- und Intensiv
- Onkologie
- Nephrologie
- Palliativ und Hospiz
- Klinische Geriatrie
- Psychiatrie
- Hygiene
- Operationsdienst
- Endoskopie
- Langzeitpflege / Rehabilitation

Hinzu kommen noch weitere Fachweiterbildungen, die jedoch nicht als 2jährige Fachweiterbildung konzipiert sind. Hierunter fallen zum Beispiel Wundmanager, Praxisanleiter, Schmerztherapie und Stationsleitungen. (vgl. Mürbe/Stadler, 2010, S.47f)

7.1   Advanced Nursing Practice

Aus dem englischsprachigen Raum stammt das Konzept des Advanced Nursing Practice (ANP), beziehungsweise Advanced Practice Nurse (APN's) und Advanced Practice Nursing (APN). Dieses auf Master Niveau beruhende Weiterbildungs- und Qualifikationskonzept wird auch in anderen Ländern, wie zum Beispiel der Schweiz, bereits unterrichtet und angewendet. Auch in Kanada, Hong Kong, Korea, Taiwan, Singapur und Südafrika wird der Titel APN verwendet. In Schweden und Irland nennt sich der gleiche Beruf „Advanced Nurse Practitioner" und in den USA benötigt man noch den Zusatz „Registered". Das Konzept ist in allen Ländern jedoch grundlegend gleich. (vgl. Ullmann, Peter, 2011, S.35-39)

Wichtig ist, dass es sich bei dem Abschluss um einen Master of Science und nicht um einen Master of Arts handelt. Dabei bildet ANP mit all seinen Bedingungen und Grundlagen den Rahmen für APN und APN's. Die Weiterbildung beruht auf einem grundständigen Pflegestudium, das dann durch ein Vertiefungsstudium mit dem Abschluss Master of Science abgeschlossen wird. In diesem Vertiefungsstudium kann die entsprechende Fachrichtung mit den gewünschten Qualifikationsrahmen gewählt werden. So entsteht eine große Bandbreite an Einsatzmöglichkeiten, die von der Neonatologie bis hin zur palliativen Gerontologie reichen und sich über alle Sektoren erstrecken, also ambulant, stationäre und Langzeitpflege.

APN's können sowohl im ambulanten als auch klinischen Bereich eingesetzt werden, wobei sie nur im ambulanten Bereich auf Grund ihrer Selbstständigkeit auch direkt mit den Krankenkassen abrechnen können. In der Klink handeln sie im Rahmen des Behandlungsvertrages und ihre Leistungen werden somit von der Klinik abgerechnet. (vgl. Thissen, 2011, S.26-31)

Die Advanced Practice Nurses werden, wie Ullmann et al in ihrem Positionspapier beschreiben, in weitere Unterkategorien und Spezialisierungen unterteilt und unterschieden. Zum Beispiel die Clinical Nurse Specialist und Nurse Practitioners. Diese stammen aus den Überbereichen des Advanced Practice Nursing und haben weitere Unterkategorien wie ACNP (Acute Care Nurse Practitioner), NP (Nurse Practitioner), CNS (Clinical Nurse Specialist), CNM (Certified Nurse-Midwife) und CRNA (Certified Registered Nurse Anaesthetist). Die Bezeichnungen sind nicht nur länderspezifisch, sondern hängen auch vom jeweiligen Ausbildungsträger ab. So gibt es im angelsächsischen Raum die ACNP, die sich um akut erkrankte Patienten kümmert, unabhängig vom Fachbereich. Im Angloamerikanischen wird diese Funktion auch als Critical Care Nurse Practitioner (CCNP) bezeichnet. Auf die Funktionen und Aufgaben der CCNP soll in einem späteren Abschnitt noch weiter eingegangen werden.

Das Studium für ANP ist am Medizinstudium orientiert und hat ähnliche bis gleiche Inhalte und Vertiefungen. Wenn eine Pflegekraft ärztliche Aufgaben übernehmen können soll, so muss sie das gleiche Wissen und somit auch den Zugang zu gleichen Fähigkeiten und Fertigkeiten wie ein Arzt haben. Was in anderen Ländern schon länger üblich ist, nämlich dass Pflegekräfte mit Ärzten gemeinsam studieren, ist in Deutschland noch eine Idee für die Zukunft.

In den Kliniken übernehmen APN's Aufgaben wie Case oder auch Care Management, machen die erste Aufnahme und Anamnese und leiten die Patienten an die entsprechende Fachrichtung weiter, so dass der Arzt direkt mit und am Patienten arbeiten kann. Manche Patienten aus Ambulanzen kommen nicht mit einem Arzt in Kontakt, sondern werden ausschließlich von APN's versorgt und betreut. Studien haben ergeben, dass weder die Qualität der Behandlung oder die Patientenzufriedenheit dadurch sinken, noch die Kosten steigen. Sie arbeiten gemeinsam mit allen anderen Berufsgruppen und Fachkräften im Team, um so einen optimalen Versorgungsprozess zu erbringen und zu gewährleisten. Auch obliegt ihnen die Evaluation und Anpassung des Pflegeprozesses mit Einbeziehung der anderen Berufsgruppen.

Auf ein einzelnes Fachgebiet spezialisierte Pflegekräfte können so den Patienten durch seinen Aufenthalt begleiten. In der Endoskopie zum Beispiel gibt es APN's, die nicht nur die Voruntersuchung und die dazugehörige Aufnahme machen, sondern einfache Untersuchungen selbst durchführen oder bei komplexeren Maßnahmen den Arzt unterstützen und hinterher die restliche Versorgung übernehmen. So hat der Patient einen konstanten Ansprechpartner und der Arzt mehr Zeit für komplexere oder wichtigere Aufgaben.

7.2   Fachpflege Anästhesie- und Intensivmedizin

Die Fachweiterbildung für Anästhesie- und Intensivmedizin gibt es in Deutschland seit dem 11.05.1998. Inzwischen gibt es bereits erste Angebote diese Fachweiterbildung als Bachelor oder Master Studium zu absolvieren. Die Durchführung der Fachweiterbildung mit der genauen Gestaltung der Inhalte unterliegt den Ländern und wird in der jeweiligen Fachweiterbildungsordnung bestimmt.

Die Fachweiterbildung ist als 2-jährige berufsbegleitende, beziehungsweise berufsintegrierte Weiterbildung konzipiert. Sie gliedert sich in theoretischen und praktischen Unterricht sowie Praxisblöcke und Praktika. Abgeschlossen wird sie mit einer Prüfung, die von Art, Inhalt und Umfang auch dem Landesprüfungsgesetz entspricht.

Auf vielen Intensivstationen werden ärztliche Tätigkeiten angepasst an die Fähigkeiten und Fertigkeiten der Mitarbeiter schon lange als generelle Delegationsmaßnahmen durchgeführt. Zur rechtlichen Absicherung werden Handlungen als SOP gelistet oder als standardisierte Anordnung festgehalten. Die Fachweiterbildung gliedert sich in vier verschiedene Kompetenzlevel, von Level 1 bis 4. Level 1 stellt hierbei ein allgemeines Grundwissen dar, während Level 4 für ein fundiertes, breit aufgestelltes Fachwissen mit hohen Anwendungskompetenz steht. Maßnahmen aus dem Levelbereich 4 werden häufig von fachweitergebildeten Pflegekräften übernommen, auch wenn sie rechtlich betrachtet immer noch als Delegation gelten. Es gibt keine gesetzlichen Regelungen für die Übertragung heilkundlicher Tätigkeiten auf die Fachpflege.

In den Bereich von Kompetenzlevel 4 fallen Aufgaben wie die Monitorüberwachung mit dem Erkennen von möglichen oder akuten Veränderungen und deren vitaler Bedrohung für den Patienten, Überwachung und Steuerung der Beatmung inklusive Gewinnung, Auswertung und Analyse der Blutgaswerte, erweiterte Reanimationsmaßnahmen mit dazugehörigem Atemwegsmanagement (Advanced Cardiac Live Support) sowie alle pflegerischen Maßnahmen, die zur erweiterten Patientenversorgung gehören (z.B. Ernährungsanpassung, Ausscheidung, Schlaf-Wach-Rhythmus u.v.m.).

Im englischsprachigen Raum gibt es hierfür den Clinical Nurse Specialist, der in seinem Aufgabenfeld als APN rechtlich dazu befugt ist einen Teil der Therapie und Versorgung selbstständig und eigenverantwortlich zu betreuen und durchzuführen. (vgl. Ullmann et al, 2011)

Zwar umfasst die Fachweiterbildung der Anästhesie- und Intensivpflege auch die Erkennung und Behandlung von Notfällen, gerade den vital bedrohlichen Notfällen, jedoch ist dieser Bereich nicht auf die Vielfalt der Notfälle ausgelegt. Abseits davon fehlen Maßnahmen, Kompetenzen und Wissensbereiche der Notfallmedizin, die in den Bereichen der Anästhesie oder der Intensivstation einfach nicht vorkommen. Hierunter zählen zum Beispiel die Anlage von Gipsverbänden nach geschlossener Reposition, die Triage oder die akute Traumaversorgung.

7.3   Fachpflege Notfallmedizin

In vielen Bereichen überschneiden sich die Aufgaben, Fähigkeiten und Wissensgebiete der Notfall- und der Intensivmedizin. Allerdings gehen beide Bereiche mit unterschiedlichen Grundvoraussetzungen und auch teilweise vorrangigen Behandlungszielen an die Fälle heran. Ein Herzinfarktpatient, der fußläufig in eine Notaufnahme kommt, bedarf einer anderen Erstdiagnostik und zu Teilen auch Behandlungsdringlichkeit als der Herzinfarkt eines Patienten, der auf der Intensivstation abläuft. Die Begleitumstände sind andere. Ein besonders wichtiger Aspekt ist dabei einen Herzinfarkt überhaupt zu erkennen und als solchen zu behandeln, noch bevor medizinische Untersuchungen stattgefunden haben. Dies ist meist nur durch Triage und geschultes Personal möglich. Auch muss das Personal in der Notaufnahme eine viel größere Bandbreite an Erkrankungen und Verletzungen erkennen und zumindest Erstmaßnahmen einleiten können. Selbst für das eigene Haus fachfremde Erkrankungen müssen als solche erkannt und ihre Behandlungsdringlichkeit eingeschätzt werden können.

Eine Fachweiterbildung in der Notfallpflege wird seit dem 01.01.2017 von der DKG empfohlen. Bisher betrachtet man nur die von der DKG zertifizierte Fachweiterbildung als gültig. Die 2-jährige Fachweiterbildung der DGINA, die dieselben Inhalte hat wie die der DKG, wird aus berufspolitischen Gründen nicht anerkannt. Auf Nachfrage bei der DKG begründete man dies damit, dass die DKG Fortbildung, im Gegensatz zur DGINA Fortbildung, in Module gegliedert sei, um so dem EQR6 angeglichen zu sein. Allerdings vergibt die DKG keine credit points, weshalb diese auch ein Studium nicht als gleichwertig Weiterbildung anerkennt, auch nicht zu

Teilen. Eine weitere Möglichkeit der Zertifizierung für die Fachweiterbildung besteht in der Zulassung durch eine Pflegekammer, was bisher nur in Rheinland-Pfalz, Schleswig-Holstein und Niedersachsen möglich ist.

Die Fachweiterbildung Notfallpflege umfasst alle gängigen Notfallbilder und akut lebensbedrohlichen Erkrankungen sowie die dazugehörigen Maßnahmen zur Erstversorgung, Stabilisierung und die Assistenz bei ärztlichen Interventionen. Neben der Medikamentengabe kommen Aufgaben wie Wundversorgung, EKG-Anlage und erste Interpretation, Schmerzmedikation und das gesamte Aufnahme- und Entlassungsmanagement im Bereich der Notfallambulanz hinzu. In manchen Kliniken verwaltet die Notaufnahme auch das Bettenmanagement für das gesamte Haus. Die reine Patientenanzahl ist wesentlich höher als auf allen anderen Stationen, was die Häufigkeit für den Erstkontakt mit ansteckenden und Infektionskrankheiten, aggressiven Patienten und Bagatellen erhöht. Die Notaufnahme zählt in den meisten Häusern nicht zu den Funktionsbereichen, aber auch nicht als Station. Sie gilt als Hochrisikobereich und zeichnet sich durch eine hohe Arbeitsbelastung aus, sowohl körperlich als auch psychisch.

Im Vergleich zur Intensivpflege, bei der ein verpflichtender Personalschlüssel an fachqualifizierten Kräften vorgeschrieben ist, gibt es einen solchen Schlüssel für Notaufnahmen noch nicht. Es wird jedoch von Interessensverbänden wie dem Aktionsbündnis Notfallpflege (ABNP), der DGINA und der Deutsche Gesellschaft für Fachkrankenpflege und Funktionsdienste e.V. (DGF) ein solcher verbindlicher Personalschlüssel gefordert. Wünschenswert wäre nicht nur eine verpflichtende Mindestanzahl an weitergebildeten Fachkräften, sondern auch an Personal für die Notaufnahme generell.

Im Bereich der ANP würde die Funktion der Acute Care Nurse Practitioner, beziehungsweise die Critical Care Nurse die oben genannten und andere Aufgaben übernehmen und mitbetreuen, wobei auch hier nochmals eine Differenzierung spezifisch angepasst an die Altersgruppen der Patienten (z.B. Pädiatrie, Gerontologie) möglich und durchaus sinnvoll sein kann. Im angloamerikanischen Raum hat sich das Konzept der Critical Care Nurse etabliert, wobei diese nicht allein in der Notaufnahme tätig ist, sondern überall dort, wo Patienten akuter Pflege bedürfen. Konkret bedeutet das, dass sie auf Intensivstationen oder Intermediate Care, im OP, in der Anästhesie, in der Notaufnahme oder in Funktionsbereichen tätig ist. Damit ist die Fachweiterbildung der CCNP breiter aufgestellt als die in Deutschland üblichen Fachweiterbildungen, was sich aber auch in dem höheren Bildungsniveau und der längeren Ausbildungszeit zeigt. Auch für Deutschland wäre es durchaus denkbar, die Fachweiterbildung der Notfallpflege als M.Sc. Studiengang im Bereich von ANP zu entwickeln, wobei die Überschneidungen zu anderen Fachweiterbildungen noch deutlicher und intensiver zur Geltung kommen sollten.

Diesem Studiengang soll laut Dreier et al ein grundständiger integrierter Pflegestudiengang vorausgehen, der auf Pflegewissenschaften ausgerichtet ist. Bisher gibt es allerdings noch kaum Hochschulen in Deutschland, die dieses Konzept anbieten. Die einzige Universität mit medizinischer Fakultät, die bisher an einer engen Vernetzung der Ausbildung zwischen Ärzten und Pflege arbeitet, ist die Universität Witten-Herdecke. Die HSG in Bochum versucht sich in Modellprojekten der medizinischen Fakultät anzunähern, allerdings sind die Lehrinhalte noch viel zu unterschiedlich. So bleibt es dort bisher nur bei gemeinsamen Einzelveranstaltungen und zeitlich begrenzten Projekten.

8   Ausblick

Die Pflege muss sich als Profession weiterentwickeln und neue Wege und Möglichkeiten etablieren. Die Einführung eines Master Studiums im Rahmen von Advanced Nursing Practice könnte ein großer und wichtiger Schritt dazu sein. Versorgungslücken könnten besser geschlossen werden und der Beruf als Gesundheits- und Krankenpfleger mehr Anerkennung erhalten. Erweiterte Kompetenzen und Aufgabenbereiche können den Mitarbeitern mehr Gestaltungsmöglichkeiten bieten und so ein zufriedeneres und effektiveres Arbeitsumfeld schaffen. Dies gilt für die Notfallpflege sowie alle anderen Bereiche, in denen ANP etabliert werden kann. Hierzu müssen neue Ausbildungskonzepte und Inhalte erstellt werden, die eventuell auch an neue oder geänderte Gesetze gekoppelt sind. Ein oder viel mehr mehrere Master Studiengänge mit dem Ziel der eigenständigen Qualifikation als APN müssten etabliert, von den zuständigen Stellen genehmigt, modellhaft ausgebildet und evaluiert werden, um so als neue Standards eingeführt werden zu können. Dies benötigt weitere Forschungsarbeit von verschiedenen Seiten.

So wäre es durchaus denkbar, dass im Rahmen des Modellvorhabens heilkundliche Tätigkeiten auf Pflegefachpersonen mit entsprechender akademisierter Bildung übertragen werden können. Wichtig hierbei ist auch, nicht nur den Bildungs- und Gesetzesrahmen zu berücksichtigen, sondern auch über Vergütungen von Leistungen durch die Krankenkassen zu sprechen und die Einordnung in Tarifverträge zu klären. Viele Kliniken wünschen sich spezialisierte Pflegekräfte, die mit ihrem Wissen und ihren Fähigkeiten genau das leisten was APN's können. Jedoch sind die wenigsten bereit dazu, die entsprechenden Stellen zu schaffen, auszuschreiben und zu bezahlen. Hier muss ein Umdenken bei den Leitungen stattfinden.

Akademisierte Pflegekräfte mit erweiterten Aufgaben- und Kompetenzbereichen könnten im ambulanten Sektor, in den Kliniken aber auch in der Langzeitpflege eingesetzt werden, wie es in vielen Studien schon postuliert wird. Es würde sich ein erweitertes Aufgabenfeld für die Pflege bieten, was nicht nur mehr und höhere Aufstiegsmöglichkeiten und fachliche Weiterentwicklung mit sich bringen würde. Auch würde damit die Selbstbestimmung der Pflege als Profession deutlich gestärkt werden, was den Beruf attraktiver und angesehener machen würde. Allerdings ist hier nicht nur ein Umdenken in der Pflege und im medizinischen Bereich selbst nötig, sondern auch die Gesellschaft muss das sich wandelnde Bild der Pflege kennenlernen, verstehen und akzeptieren. Andernfalls würde für den Patienten eine weitere Berufsgruppe oder Berufszeichnung auftauchen, mit der er nichts anzufangen wüsste. So würde dieses Angebot, das gerade Patienten und deren Angehörige unterstützen und besser versorgen soll, sie nicht erreichen. Dies wiederum würde zu Frust auf beiden Seiten führen.

Zu klären wäre, welche Aufgaben dann von welcher Berufsgruppe umgesetzt werden sollen, da in diesem Fall zwar die Pflegekraft weiterhin am und mit dem Patienten arbeitet, jedoch andere Aufgaben delegiert werden müssen. Hierunter fallen Tätigkeiten der allgemeinen Grundpflege und einfachere Versorgungsaufgaben. Ob dies zu einer vermehrten Einbeziehung von Pflegehilfskräften führt oder zu Spannungen zwischen den Arbeitsbereichen, müsste auf lange Sicht beobachtet und geklärt werden. Es ist dabei wichtig, dass allen Beteiligten die Aufgaben- und Rollenverteilung klar ist. Schon jetzt haben viele Pflegekräfte Angst, dass ihnen „die Akademisierten" ihren Platz wegnehmen und als Vorgesetzte und nicht als Teamplayer fungieren. Solche Spannungen und Missverständnisse müssen von vornherein unterbunden oder schnell aufgeklärt werden. Trotzdem wird einer jeden nicht-studierten Pflegekraft immer klar sein, dass sie kein so hohes Gehalt beziehen kann wie eine studierte Pflegekraft. Die Unterschiede in Verantwortung und Arbeitsbelastung müssen transparent und verständlich gemacht werden.

Auch im ambulanten Sektor könnte sich ANP als zukunftsweisend zeigen und einer Erweiterung des Versorgungsspektrums sowie einer generellen Verbesserung der Versorgungsqualität beitragen. Nicht nur in der hausärztlichen Versorgung, wie es exemplarisch im Projekt AGnES versucht wurde, kann die Versorgungsqualität verbessert werden. Van den Berg et al berichteten im Ärzteblatt von einer hohen Akzeptanz durch alle Beteiligten trotz geringer Validität durch Zahlen. Das AGnES Projekt arbeitete noch auf der Grundlage von Delegation ärztlicher Tätigkeiten, kann aber schon als richtungsweisend für die Substitution von Aufgaben gesehen werden. Es bedarf weiterer solcher Projekte in mehr Bereichen, um die endgültige Evidenz dieser Maßnahme zu eruieren. Denkbar wäre hier auch das Konzept der community health nurse, so wie es vor vielen Jahren Dorfschwestern gab, die sich ganzheitlich um die Belange der Gemeinde gekümmert haben. Ein weiterer Ansatz wäre die Schulkrankenschwester, die nicht nur für akute Gesundheitsprobleme der Kinder da ist, sondern neben Gesundheitsaufklärung und Krankheitsprävention im Unterricht auch als neutrale Ansprechpartner für die Kinder und Jugendlichen bei psychischen und sozialen Fragen und Problemen da sein kann. Auch hier muss die Weiterbildung jeweils speziell an das etwaige Konzept angepasst und in einem allgemeingültigen Curriculum festgelegt werden.

Ebenso wäre eine Fachqualifikation im Bereich des Notfallsanitäters denkbar, um so von den generellen Delegationen abrücken zu können. Damit könnte die Frage nach der rechtlichen Grauzone geklärt und juristische Sicherheit geschaffen werden. Auch würde es zu einer Aufwertung des Berufes führen, was auch diesem eine Attraktivitätssteigerung verschaffen würde. Zu klären wäre hier, wie dieser Bereich finanziert werden soll, da es gerade hier seit vielen Jahren zu immer größeren Sparmaßnahmen kommt, insbesondere bei den Personalkosten. Auch hier ist ein Umdenken von vielen Seiten und Stellen notwendig.

Sowohl von pflegerischer als auch von ärztlicher Seite muss es Bestrebungen für Gesetzesänderungen geben, um die Aufgaben im medizinischen Bereich klarer zu verteilen und Rechtssicherheit zu schaffen. Auch die Spitzenverbände der Krankenkassen und die Politik müssen sich an diesem Prozess beteiligen. Teile der Ärzteschaft müssen einsehen, dass eine Erweiterung des Aufgabenspektrums der Pflege kein Angriff auf ihre Kompetenz ist, sondern eine Arbeitsteilung und -entlastung bringen kann. Verständlicherweise müssen dabei die Bedenken der Ärzte berücksichtigt und auch mit einbezogen werden. Aber sollte sich die Weiterbildung im akademischen Bereich der Pflege am EQR7 orientieren und somit das Niveau und vielleicht auch Inhalte oder zumindest Teilinhalte eines Medizinstudiums haben, so sollte von fachlicher Seite nichts dagegen sprechen.

Abseits davon könnte das Heilpraktikergesetz und dessen Anwendung überdacht und überarbeitet werden. In diesem Rahmen müsste zwar auch die Bundesärzteverordnung geändert werden, da diese sich noch auf das Heilpraktikergesetz bezieht, aber es könnten so klarere Zuständigkeiten und Kompetenzbereiche geschaffen werden.
Wichtig ist, dass sich aus dem Modellvorhaben der Berufsbildungsgesetze feste Bildungsvorgaben und Ausbildungsmodule entwickeln, die nach ihrer Evaluierungs- und Zertifizierungsphase regulär angewendet werden können.

Literaturverzeichnis

Christian Beneker (2013): Nicht ohne meinen Doktor! – Substitution ärztlicher Leistung als „Worst Case". Internet: https://deutsch.medscape.com/artikel/4901661 (Stand: 20.11.2013)

Neeltje van den Berg, Claudia Meinke, Romy Heymann, Thomas Fiß, Eileen Suckert, Christian Pöller, Adina Dreier, Hagen Rogalski, Thomas Karopka, Roman Oppermann, Wolfgang Hoffmann: AGnES: Hausarztunterstützung durch qualifizierte Praxismitarbeiter. Evaluation der Modellprojekte: Qualität und Akzeptanz. Deutsches Ärzteblatt, Jg. 106 Heft 1–2, 5. Januar 2009

Bundesministerium für Gesundheit: Pflegeberufsgesetz. Internet: https://www.bundesgesundheitsministerium.de/service/begriffe-von-a-z/p/pflegeberufegesetz.html (Stand: 26.06.2018)

Bundesministerium der Justiz und für Verbraucherschutz in Zusammenarbeit mit der juris GmbH: Gesetz über den Beruf der Notfallsanitäterin und des Notfallsanitäters (Notfallsanitätergesetz - NotSanG) (2013). Internet: http://www.gesetze-im-internet.de/notsang/ (Stand: 4.4.2017)

Bundesministerium der Justiz und für Verbraucherschutz in Zusammenarbeit mit der juris GmbH: Ausbildungs- und Prüfungsverordnung für Notfallsanitäterinnen und Notfallsanitäter (NotSan-APrV) (2013), Internet: http://www.gesetze-im-internet.de/notsan-aprv/NotSan-APrV.pdf (Stand: 18.4.2016)

Bundesministerium der Justiz und für Verbraucherschutz in Zusammenarbeit mit der juris GmbH: Gesetz über die Berufe in der Krankenpflege (Krankenpflegegesetz - KrPflG) (2003). Internet: http://www.gesetze-im-internet.de/krpflg_2004/KrPflG.pdf (Stand: 17.7.2017)

Bundesministerium der Justiz und für Verbraucherschutz in Zusammenarbeit mit der juris GmbH: Ausbildungs- und Prüfungsverordnung für die Berufe in der Krankenpflege (KrPflAPrV) (2003). Internet: http://www.gesetze-im-internet.de/krpflaprv_2004/KrPflAPrV.pdf (Stand: 18.4.2016)

Bundesministerium der Justiz und für Verbraucherschutz in Zusammenarbeit mit der juris GmbH: Approbationsordnung für Ärzte (2002). Internet: http://www.gesetze-im-internet.de/_appro_2002/%C3%84ApprO_2002.pdf (Stand: 17.7.2017)

Bundesministerium der Justiz und für Verbraucherschutz in Zusammenarbeit mit der juris GmbH: Gesetz über die berufsmäßige Ausübung der Heilkunde ohne Bestallung (Heilpraktikergesetz) (1939). Internet: http://www.gesetze-im-internet.de/heilprg/HeilprG.pdf (Stand: 23.12.2016)

Bundesministerium der Justiz und für Verbraucherschutz in Zusammenarbeit mit der juris GmbH: Erste Durchführungsverordnung zum Gesetz über die berufsmäßige Ausübung der Heilkunde ohne Bestallung (Heilpraktikergesetz) (1939). Internet: http://www.gesetze-im-internet.de/heilprgdv_1/HeilprGDV_1.pdf (Stand: 2.3.2018)

Bundesministerium der Justiz und für Verbraucherschutz in Zusammenarbeit mit der juris GmbH: Bundesärzteordnung (1961). Internet: http://www.gesetze-im-internet.de/b_o/B%C3%84O.pdf (Stand: 23.12.2016)

Gerd Dielmann (2013): Krankenpflegegesetz und Ausbildungs- und Prüfungsverordnung für die Berufe in der Krankenpflege – Text und Kommentar für die Praxis. 3. aktualisierte und erweiterte Auflage. Frankfurt am Main: Mabuse-Verlag.

Adina Dreier, Hagen Rogalski, Roman Frank Oppermann, Wolfgang Hoffmann (2012): Delegation und Substitution spezifischer medizinischer Tätigkeiten als künftiger Versorgungsansatz. In: Zeitschrift für Evidenz, Fortbildung und Qualität im Gesundheitswesen (ZEFQ) (2012) 106, 656—662; Elsevier Verlag Online.

Prof. Dr. Thomas Evers (2014): Vorbehaltsaufgaben für Pflegefachkräfte – neue ordnungsrechtliche Anforderungen. Vortrag im Rahmen des Fachtags bpa NRW. Internet:

http://www.bpa.de/fileadmin/user_upload/MAIN-bilder/NW/Prof._Dr._Thomas_Evers_Vorbe-haltsaufgaben_fuer_Pflegekraefte.pdf (Stand: 31.10.2014)

Volker Großkopf, Hubert Klein (2012): Recht in Medizin und Pflege. 4., vollständig überarbei-tete Auflage. Balingen: Spitta Verlag GmbH & Co. KG.

Thomas Klie, Ulrich Stascheit (Hrsg.) (2008): Gesetze für Pflegeberufe, Textsammlung. 11. Auflage. Baden-Baden: Nomos Verlagsgesellschaft.

Antje Koeppe (2012): Heilkundeübertragung – Modellvorhaben oder schon Realität?! in Heil-berufeSCIENCE (2012) 3:16, DOI 10.1007/s16024-012-0126-z. Wien: Springer Onlinemaga-zin.

Manfred Mürbe, Angelika Stadtler (2010): Berufs-, Gesetzes- und Staatsbürgerkunde; Kurz-lehrbuch für Pflegeberufe; Bunte Reihe.10. Auflage. München: Elsevier GmbH.

Hans-Werner Pfeifer (2012): Übertragung ärztlicher Tätigkeiten auf Angehörige der Pflegebe-rufe – die Sicht der GKV; in: HeilberufeSCIENCE (2012) 3:20-12, DOI 10.1007/s16024-012-0130-3. Wien: Springer Onlinemagazin.

Dr. Dieter Stratmann, Dr. Annette Güntert; mit Beiträgen von: Prof. Dr. K. H. Altemeyer, Dr. J. Beneker, Prof. Dr. V. Dörges, Prof. Dr. K. Ellinger, Dr. Hp. Moecke, Hamburg; Priv.-Doz. Dr. F. Pajonk, Dr. P. Rupp; Prof. Dr. P. Sefrin, Dr. J. W. Weidringer, Dr. S. Wirtz: (Muster-)KURS-BUCH NOTFALLMEDIZIN (2006). Internet: http://www.bundesaerztekammer.de/fileadmin/u-ser_upload/downloads/MKBNotfallmedizin2014.pdf (Stand: 17.01.2014)

Nils Nicolay, Dr. Frank Antwerpes in DocCheck Flexikon: Notfall. Internet: https://flexikon.doc-check.com/de/Notfall (Stand: 15.02.2007)

Wissenschaftliche Dienste Deutscher Bundestag: Die Ausbildungszielbestimmung des § 4 Abs. 2 Nr. 2 Buchstabe c des Notfallsanitätergesetzes - Bundesrechtliche Vorgaben und Um-setzung durch die Bundesländer. Aktenzeichen: WD 9 – 3000 – 042/16. Internet: https://www.bundestag.de/blob/476080/0c5c298bbbe9e7b9c0ea67f161c0a190/wd-9-042-16-pdf-data.pdf (Stand: 12.09.2016)

Peter Ullmann, Katrin Thissen, Birgit Ullmann, Ruth Schwerdt, Harald Haynert, Brigitte Gris-som, Johann Keogh, Daniela Lehwaldt, Holger Schmitte, Daniel Merki, A. Zia Haider, Phillip Platt, Dena Williams, Robert Maier, Alexander Holzknecht (2011): Positionspapier Deutsch-land „Die kopernikanische Wende" Advanced Practice Nursing, Advanced Nursing Practice, Advanced Practice Nurse. Version 1.30. Internet: http://www.dnapn.de/wp-content/uplo-ads/Positionspapier-des-Deutschen-Netzwerkes-APN-und-ANP%20off.pdf   (Stand: 27.05.2011)

BEI GRIN MACHT SICH IHR WISSEN BEZAHLT

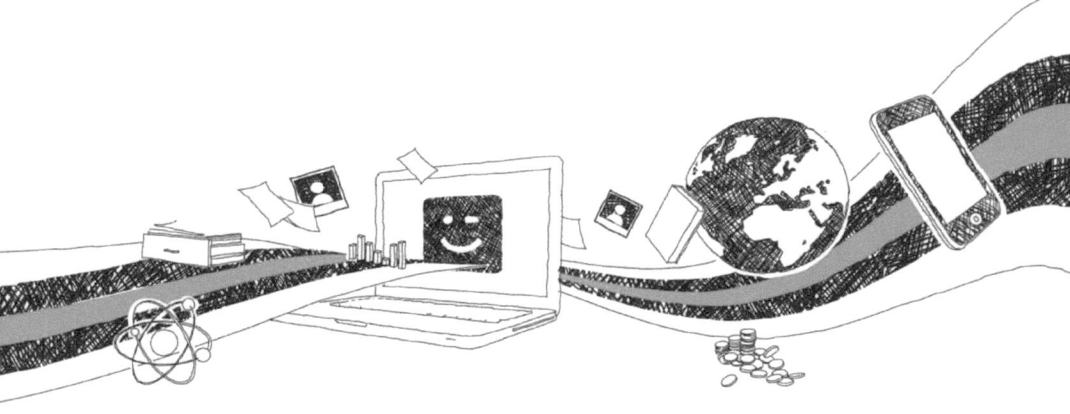

- Wir veröffentlichen Ihre Hausarbeit,
  Bachelor- und Masterarbeit

- Ihr eigenes eBook und Buch -
  weltweit in allen wichtigen Shops

- Verdienen Sie an jedem Verkauf

Jetzt bei www.GRIN.com hochladen und kostenlos publizieren

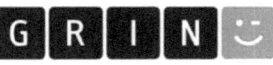